GESUNDHEIT MIT DER

KORTISON
– MEHR WISSEN, WENIGER RISIKO

APOTHEKERIN JUTTA PETERSEN-LEHMANN

DIE AUTORIN

Jutta Petersen-Lehmann hat nach ihrem Pharmaziestudium jahrelang als Apothekerin gearbeitet, bevor sie 1987 als Fachredakteurin bei der Pharmazeutischen Zeitung begann. 1991 übernahm sie zusätzlich die Redaktionsleitung der Apotheken-Kundenzeitschrift „Neue Apotheken Illustrierte", die sich monatlich mit medizinischen Ratgeberberichten an alle Laien und Apothekenkunden wendet. Heute ist die Autorin Objektleiterin für die Publikumsmedien des Verlages.

Zu diesem Buch

„Kortison? Würde ich niemals nehmen". Das sagen die einen. „Ohne Kortison würde ich nicht mehr leben", meinen die anderen. Viele Menschen, die erstmals mit einer Kortisontherapie konfrontiert werden, lehnen sie zunächst ab – obwohl der Arzt dringend dazu rät. Magengeschwüre, erhöhte Anfälligkeit für andere Krankheiten, Gewichtszunahme und das typische Mondgesicht – fast jeder hat von diesen Nebenwirkungen gehört und nun Angst davor.

Ist der Ruf erst ruiniert... – so könnte man die Geschichte des Kortisons überschreiben, die mit einem Welterfolg begann und schon bald in ein Fiasko der öffentlichen Meinung mündete.

Inzwischen allerdings sind fast fünfzig Jahre vergangen, in denen Wissenschaftler, Ärzte und Pharmazeuten unermüdlich an der Kortisontherapie gefeilt haben. Mit immer neuen Variationen der Substanz konnten sie die Therapie effizienter gestalten, mit der wachsenden Erfahrung die notwendige Dosis reduzieren. Heute läßt sich deshalb in vielen Fällen Kortison fast ohne Nebenwirkungen anwenden.

Wenn schwere Erkrankungen zum Überleben und zur Eindämmung des Leidens höhere Kortisonmengen erfordern, kann der Betroffene selbst aktiv den unerwünschten Auswirkungen entgegensteuern: durch sein alltägliches Verhalten, aber auch durch die Mitarbeit bei der Behandlung mit dem

Arzneimittel. Dazu gehört zunächst die konsequente Befolgung der Einnahmevorschriften. Es gehört aber auch dazu, den Arzt auf den eingesetzten Erfolg der Therapie hinzuweisen und rechtzeitig mit ihm zusammen eine schrittweise Dosisreduzierung vorzunehmen.

Über die Wirkung des Kortisons, dessen medizinischen Nutzen, seine Nebenwirkungen und die Maßnahmen dagegen berichtet dieses Buch. Betroffene Patienten kommen zu Wort, ebenso medizinische Experten. Sprechen Sie aber auch in der Apotheke über Ihre Behandlung, nicht nur, wenn Sie Probleme damit haben. Sie erhalten dort viele Tips zur Therapiebegleitung, ganz auf Ihre persönliche Situation abgestellt.

Eschborn, im Juni 1996

   Jutta Petersen-Lehmann

STIMMEN ZU KORTISON	7
WAS IST KORTISON?	9
AUFSTIEG UND FALL	11
WIE WIRKT KORTISON?	13
SALBE, SPRAY ODER TABLETTEN	16
KORTISON BEI RHEUMA	19
Experten-Interview zum Einsatz von Kortison	20
Rheuma der inneren Organe und Haut – eine Betroffene berichtet	27
ASTHMA – THERAPIE NACH MASS	32
Kortison zum Inhalieren	35
HAUT – CREMEN BESSER ALS KRATZEN	37
Zum Beispiel Neurodermitis	38
Experten-Interview zur aktuellen Forschung	39
CHRONISCHE DARMENTZÜNDUNGEN	42
KORTISON – EIN FALL FÜR VIELE	43
DOSIERUNG: WIEVIEL UND WANN?	44
GEGEN NEBENWIRKUNGEN KANN MAN ETWAS TUN	49
Fettverteilungsstörungen	50
Brüchige Knochen (Osteoporose)	51
Pergamenthaut, Streifen und Akne	52
Störung des körpereigenen Regelkreises	53
Zuckerkrankheit	54
Magengeschwüre	54
Augenerkrankungen	55
Wachstumshemmung bei Kindern	55
Erhöhtes Infektionsrisiko	55
KORTISONAUSWEIS	57

WÖRTER, DIE DER ARZT VERWENDET 58

NÜTZLICHE ADRESSEN 61

STICHWORTVERZEICHNIS 63

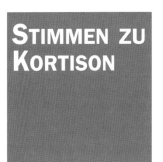

Stimmen zu Kortison

Würde ich nie nehmen. Hat doch mehr Nebenwirkungen, als es nützt.

Friedrich M.

Kortison? Das soll doch Krebs verursachen.

Alice W.

Hilft gegen schwere Formen der Allergie, macht aber dick und schadet der Abwehr.

Siglinde A.

Kortison hilft mir sehr und schadet mir überhaupt nicht.

Renate N.

Man schwemmt auf davon.

Gisela R.

Kortison macht dick.

Günter A.

Gefährliche Nebenwirkungen.

Almuth L.

Würde ich nur einnehmen, wenn dem Arzt nichts anderes einfällt.

Gisela S.

Mußte ich mal nehmen. Es war lebenswichtig für mich. Leider wurde ich dabei etwas dicker.

Renate X.

Soweit spontan erfragte Äußerungen von Menschen. Äußerungen, die überwiegend die Angst vor einer Behandlung mit Kortison zeigen. Ob und wann diese Angst begründet ist, wann Kortison gefahrlos und segensreich wirkt und wann unerwünschte Begleiterscheinungen die aktive Mithilfe des Betroffenen fordern, lesen Sie auf den folgenden Seiten.

Die Namen wurden aus Gründen des Persönlichkeitsschutzes geändert.

Was ist Kortison?

Den wenigsten Menschen ist bewußt: Jeder hat eine gehörige Portion Kortison im Blut. Der menschliche Organismus produziert es selbst. Das fanden zugleich mehrere Wissenschaftler in den USA und Europa kurz vor dem zweiten Weltkrieg heraus.

Zwischen 20 Milligramm und 200 Milligramm pro Tag stellen die Anhangsorgane der Nieren, die sogenannten „Nebennieren", dem Körper je nach Bedarf an Kortison zur Verfügung. Wozu? Der Mensch könnte ohne Kortison nicht leben.

Zwei Hauptaufgaben erfüllt das körpereigene Kortison:

▶ **Es regelt die Funktion der Zellen, aus denen menschliches Gewebe (Muskeln, Organe, Haut etc.) besteht.**

▶ **Es macht den Körper fit für Streßsituationen. Krankheiten, Operationen, Infektionen, Entbindung, aber auch Belastungen beim Sport und psychische Ereignisse – das alles empfindet der Organismus als Streß. Den hält der Körper nur aus, weil er Drüsen hat, die für ihn Kortison produzieren.**

Fallen diese Drüsen in der Rinde der Nebenniere und damit die Kortisonproduktion aus, führt das zu einer Krankheit, die nach ihrem Entdecker, dem britischen Mediziner

Thomas Addison, benannt ist. Sie äußert sich in Leistungsschwäche, Hautveränderungen, Gewichtsabnahme, zu niedrigem Blutdruck und einem gestörten Mineralhaushalt infolge des Kortisondefizits. Wer an dieser Krankheit leidet, muß deshalb das notwendige Kortison als Tabletten einnehmen.

> Der Körper produziert also selbst Kortison, um das tägliche Leben und die besonderen Streßsituationen zu bewältigen. Die Produktionsmenge regelt der Körper selbst nach dem Prinzip: Angebot und Nachfrage.

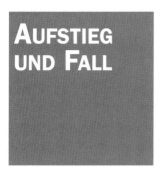

AUFSTIEG UND FALL

Am 26. Juli 1948 wurde die Amerikanerin Mrs. G. mit einer sehr schweren chronischen Polyarthritis in die Mayo-Klinik in Rochester, USA, aufgenommen. Alle bis dahin verfügbaren Arzneimittel hatten ihr nicht geholfen. Sie konnte sich praktisch nicht mehr bewegen. Das nahmen die Kortisonentdecker und Forscher zum Anlaß, den ersten Therapieversuch an einem Menschen mit Kortison als Medikament durchzuführen. Schon nach zwei Tagen konnte Mrs. G. sich wieder bewegen, am dritten Tag war sie schmerzfrei. Nach einer Woche nahm sie sich ein Taxi, fuhr in die Stadt und machte stundenlang Einkäufe. Der Erfolg der Behandlung grenzte an ein Wunder.

Vom Wundermittel zum Teufelszeug

Die Klinik dehnte die Behandlung auf weitere Rheumapatienten aus. In den Jahren 1949 und 1950 setzten Ärzte weltweit Kortison bei fast allen entzündlichen Krankheiten ein. 1950 erhielten die Entdecker den Nobelpreis für Medizin.

Aber: Der explosionsartigen Verbreitung des neuen, gefeierten Medikamentes folgte eine ebenso große Flut von Meldungen über Nebenwirkungen. Aus dem gefeierten Wundermittel wurde innerhalb kürzester Zeit ein gefürchtetes Teufelszeug.

Ist der Ruf erst ruiniert ...

Inzwischen sind fast fünf Jahrzehnte vergangen, in denen das Kortison unermüdlich weiter erforscht wurde. Chemiker und Pharmazeuten veränderten den Wirkstoff, Mediziner probierten aus, wie weit man die Dosis reduzieren kann. Damit sind die unerwünschten Begleiterscheinungen einer Kortisonbehandlung zwar immer noch nicht ganz eliminiert, aber viele Patienten benötigen diese medikamentöse Hilfe entweder nur so kurzzeitig oder in so kleiner Dosierung, daß keine Nebenwirkungen auftreten. In der Bevölkerung allerdings hat sich das schlechte Image des Kortisons gehalten. Obwohl es – Betroffene wissen das – in unzähligen Fällen Leben gerettet und die Lebensqualität entscheidend verbessert hat.

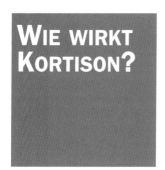
Wie wirkt Kortison?

Die meisten Erkrankungen, bei denen Kortison wirkt, lassen sich auf Entzündungen und die Antwort des körpereigenen Immunsystems zurückführen. So manche Entzündung entsteht erst aus einer sinnlosen Reaktion des übersensiblen Immunsystems, zum Beispiel bei einer Allergie. Oder das Abwehrsystem richtet sich gegen den eigenen Körper. Dann sprich man von einer Autoimmunkrankheit (von auto [griechisch] = selbst).

Stille Post

Bildlich gesprochen verlaufen die Entzündungs- und Immunprozesse alle gleichermaßen wie das beliebte Kinderspiel „Stille Post": Zu Beginn denkt sich ein Mitspieler einen sinnvollen Satz aus, den er seinem Nachbarn ins Ohr flüstert. Der beugt sich zum Ohr des nächsten Spielers und so fort. Der Stoff, der am Ende die Entzündungsreaktionen wie Schwellungen und Schmerzen verursacht, tut dies auf Geheiß von vergleichbaren Übermittlungen im Körper. Während aber solche mündlichen Botschaften bei der menschlichen Kommunikation über mehrere Stufen nicht nur bei Kinderspielen bekanntermaßen zu völlig unsinnigen Sätzen führt, funktioniert das System im Körper normalerweise äußerst präzise. Zum Beispiel, wenn es gilt, schädliche Bakterien zu entfernen.

Lassen sich schädliche Erreger für eine Entzündung verantwortlich machen, können antibakterielle Arzneimittel wie Antibiotika das Immunsystem unterstützen und die Erreger unschädlich machen.

Entzündungsboten werden abgefangen

Wenn aber der Entzündungsmotor ohne Grund beziehungsweise durch eine allergische Reaktion anfängt zu laufen, entstehen Krankheiten wie chronische Entzündungen in den Gelenken, in den Bronchien oder auf der Haut. Kortison nun verhindert die Übermittlung von Entzündungsboten, als wäre es eine Regieanweisung in einem alten Film: Der berittene Bote mit den irreführenden Nachrichten wird gerade noch rechtzeitig entlarvt und von einem guten Ritter buchstäblich aus dem Verkehr gezogen. Die „Richtigen" gewinnen, der Krieg ist aus.

Damit ist das Schlimmste – der Krieg im Körper – zu Ende. Aber, im Gegensatz zum Film, geht das Leben weiter, und nach Kriegen folgen mancherorts noch etliche Unruhen. Heutzutage setzt man an solchen Krisenschauplätzen – um im Bild zu bleiben – zur Sicherheit Friedenstruppen ein. Entsprechendes braucht oftmals auch der Körper. Um Entzündungen nicht wieder aufflackern zu lassen, bekommt der Betroffene oftmals länger und manchmal lebenslang kleine oder kleinste Mengen Kortison. Hierfür haben Medizin-Forscher in den letzten Jahren herausgefunden, welcher Dosisbereich der niedrigste und trotzdem wirksame ist, damit möglichst wenig Nebenwirkungen auftreten. Denn die eigentliche Ursache der Krankheit ist nicht gefunden und somit auch nicht bekämpft. Genausowenig, wie die Stillhalteabkommen zwischen zwei Ländern die sozialen Ungleichheiten oder die Rassenunterschiede aufheben können.

> Kortison wirkt stärker entzündungshemmend als jedes andere Medikament. Es kommt zum Einsatz, wenn die eigentliche Ursache der Entzündung nicht gefunden oder bekämpft werden kann. Bei einer Infektion durch Bakterien beispielsweise nimmt man Antibiotika und nicht Kortison an erster Stelle.

Weil das Kortison an strategisch so günstiger Stelle eingreift, lassen sich damit Entzündungen in allen Körperteilen bekämpfen: in den Lungen, an den Gelenken, im Darm und an der Haut.

Folglich setzen die Ärzte es ein bei

- **Gelenkrheuma (chronischer Polyarthritis),**

- **Asthma und Bronchitis,**

- **Allergien,**

- **allergischen und entzündlichen Hautkrankheiten,**

- **Multipler Sklerose,**

- **Organverpflanzungen (um Abstoßungsreaktionen zu verhindern).**

Es bedarf eigentlich keiner besonderen Erwähnung: Kortisonpräparate sind verschreibungspflichtig. Lediglich Salben mit sehr geringem Anteil des Wirkstoffes Hydrokortison erhält man in manchen Ländern ohne Rezept in der Apotheke.

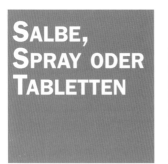
SALBE, SPRAY ODER TABLETTEN

Man kann Kortison mit unterschiedlichen Mitteln an den Entzündungsherd heranbringen: entweder direkt an die entzündete Stelle oder über den Blutkreislauf als Transportweg. Die direkte Auftragung des Wirkstoffes schont den übrigen Körper.

An Ort und Stelle

Bei einer Behandlung der Oberfläche – der Arzt sagt „topisch" dazu – denkt fast jeder zuerst an Hautsalben. Man trägt sie auf die entzündete Fläche auf, der Wirkstoff kommt direkt dahin, wo er hin soll. Eine Aufnahme des Kortisons in den Blutkreislauf wird damit weitgehend verhindert. Und damit auch viele Nebenwirkungen.

Um eine solche „Oberflächenbehandlung" handelt es sich auch, wenn ein Asthmapatient mit einem Kortisonspray die Entzündung der Bronchialschleimhaut therapiert. Der Wirkstoff kommt praktisch nur auf diese Schleimhaut.

Etwas komplizierter verhält es sich mit der lokalen Therapie der Darmschleimhaut. Es hängt vom Darmabschnitt sowie der Wahl und Zubereitung des Arzneistoffes ab, ob die Substanz in die Blutbahn gerät.

Der Blutkreislauf als nützliches Verkehrsnetz

Bei ausgedehnteren rheumatischen Krankheiten, inneren Entzündungen oder schweren Erkrankungen nutzt man den Blutkreislauf, um den Wirkstoff an den richtigen Ort zu transportieren. Dazu nimmt man Tabletten, die im Magen-Darm-Kanal den Wirkstoff freisetzen und ins Blut abgeben. Mit dem Blut fließt das Kortison durch den ganzen Körper und kommt so auch in die verstecktesten Winkel. Bei einer Langzeit-Behandlung mit Tabletten führt die sogenannte Niedrig-Dosis-Therapie (da die Amerikaner sie erfunden haben, auch Low-Dose-Therapy genannt) zur Reduzierung der gefürchteten Nebenwirkungen (siehe S. 45).

Möchte der Arzt mit einer möglichst hohen Dosis beginnen, wählt er zu Beginn der Behandlung manchmal auch eine Kortisonspritze.

> *Ob bei einer Kortisonanwendung überhaupt Nebenwirkungen auftreten, hängt also ganz maßgeblich von der Anwendungsart ab. Bleibt die Behandlung auf die entzündete Stelle der Haut oder Schleimhaut begrenzt, führt eine sachgerechte Therapie nur selten zu unerwünschten Begleiterscheinungen. Wird das Kortison durch den Blutkreislauf transportiert, kommt es für das Auftreten von Nebenwirkungen entscheidend auf das Herausfinden der richtigen Dosis und die begleitenden Schutzmaßnahmen an. Dies sollte niemals ohne den Arzt geschehen, braucht aber die aktive Mithilfe des Betroffenen.*

Kortison ist nicht gleich Kortison

Der Einfachheit halber ist in diesem Buch immer von Kortison die Rede. In Wahrheit gibt es inzwischen eine Vielzahl von verschiedenen kortisonähnlichen Wirkstoffen. Das richtige Kortison, das der Mensch selbst produziert, baut der Körper in das sogenannte Hydrokortison um. Erst so kann es seine Wirkung entfalten. Verschiedene künstliche Veränderungen an der Substanz – durchgeführt in den Labors der Arzneimittelforscher – führten dann zu den unterschiedlichsten Kortison-Verwandten: Es entstanden einerseits erheblich wirksamere Formen, andererseits auch solche, die möglichst kurz im Körper verweilen. Für Arzt und Patient bedeutet das die bestmögliche Auswahl für den individuellen Fall. Den entscheidenden Schritt jedoch zur Vermeidung von Nebenwirkungen machten und machen die Ärzte mit der Ausbalancierung der optimalen Arzneistoffmenge. Indem sie die individuell niedrigste noch wirksame Dosierung finden, ersparen sie dem Kranken die meisten Nebenwirkungen (siehe auch S. 45).

> *Verschiedene Arzneimittel mit unterschiedlichen kortisonähnlichen Substanzen enthalten unter Umständen auch unterschiedliche Mengen der Substanz pro Tablette, um die gleiche Wirksamkeit zu erreichen. Man kann also nicht Kortisonpräparate mit unterschiedlichen Wirkstoffen miteinander vergleichen! Halten Sie sich immer an die Dosierungsanweisung des Arztes!*

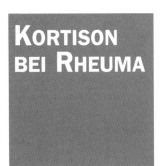

Kortison bei Rheuma

Rheuma hat viele Gesichter. Immer dann, wenn eine chronische Entzündung die Krankheit bestimmt, lassen sich mit Kortison die Schmerzen, Schwellungen und die fortschreitende Zerstörung des Gewebes beeinflussen. Bei leichten rheumatischen Erkrankungen oder, wenn Bakterien als Auslöser bekämpft werden können, kommt man ohne Kortison aus. Auch, wenn die Krankheit vorwiegend durch Abnutzung entstanden ist, kann Kortison wenig helfen.

Wenn schon – denn schon

Wenn aber Kortison helfen kann, dann sollte man nicht zögern, es rechtzeitig einzusetzen. Zu diesem Schluß kamen erst kürzlich wieder britische Forscher im Hinblick auf die chronische Polyarthritis, also dem chronischen Gelenkrheuma. Sie verglichen verschiedene Therapieformen miteinander. Bei den Patienten, die schon frühzeitig zu Beginn ihrer Erkrankung kleine Mengen Kortison erhielten, konnten die Gelenke besser erhalten werden als bei anderen.

Also: Rechtzeitiger Einsatz von Kortison verhindert effektiv das Fortschreiten der Krankheit.

EXPERTEN-INTERVIEW: KORTISON BEI RHEUMA

Rheuma – ein Begriff für viele schmerzhafte Krankheiten. Fast 40 Millionen Menschen in Deutschland leiden darunter, nur 10 bis 15 Prozent benötigen Kortison. Für sie ist der Arzneistoff allerdings konkurrenzlos wirksam und im Vergleich zu anderen möglichen Therapien auch günstig im Profil der Nebenwirkungen. Ob und wann Kortison eingesetzt werden sollte und welche möglichen Nebenwirkungen auftreten können – das beantwortet hier ein Experte, der es wissen muß: der Leiter des Fachbereichs Rheumatologie an der Universitätsklinik Frankfurt am Main, Professor Dr. Joachim P. Kaltwasser.

Herr Professor Kaltwasser, bei welchen Rheumaformen wird Kortison eingesetzt?

Man muß zunächst grundsätzlich eine Unterscheidung machen: Es gibt entzündliche Rheumaformen und solche, die mehr durch Abnutzung entstehen, also einen degenerativen Hintergrund haben. Die Gruppe, in der Kortison hauptsächlich zum Einsatz kommt, ist die mit den entzündlichen Formen. Diese muß man jetzt nochmals unterteilen in einzelne Krankheitsbilder. Prinzipiell sind die entzündlichen Rheumakrankheiten stets verknüpft mit abnormen immunologischen Vorgängen. Und Kortison ist ein Medikament, das sowohl Entzündungsvorgänge hemmt als auch gleichzeitig die Reaktivität des Immunsystems beeinflußt. Und das ist ein wesentliches Ziel, das man sich bei der Behandlung der entzündlich-rheumatischen Krankheiten setzen muß.

Als ein hauptsächliches Anwendungsgebiet der Kortisontherapie möchte ich die besonders häufige chronische Polyarthritis (rheumatoide Arthritis) nennen. Neuere Studien haben gezeigt, daß nicht nur die Entzündung in den hochentzündlichen Phasen der Erkrankung, sondern auch der Krankheitsverlauf positiv beeinflußt werden kann. Der behandelnde Arzt muß allerdings zuvor eindeutig abklären, ob es sich wirklich um eine beginnende chronische Polyarthritis handelt oder ob die Beschwerden nicht zum Beispiel von einer Gichterkrankung oder einer Fingerpolyarthrose herrühren, die beide üblicherweise nicht mit Kortison behandelt werden sollten.

Ein zweites wichtiges Einsatzgebiet für Kortison sind die rheumatischen Bindegewebserkrankungen, die man auch unter dem Begriff der entzündlichen Systemerkrankungen zusammenfaßt, weil sie das ganze System des Körpers beeinflussen können. Ein Krankheitsbild aus dieser Gruppe ist der systemische Lupus erythematodes, der zu sehr unterschiedlichen Entzündungsreaktionen an verschiedenen Körperteilen und Organen führt und mit Kortison erfolgreich eingedämmt werden kann. Eine weitere Erkrankung, die besonders gut und eindrucksvoll auf Kortison anspricht, ist die Polymyalgia rheumatica, eine Blutgefäßentzündung, die besonders bei älteren Menschen auftritt und zum Teil ein schweres Krankheitsgefühl erzeugen und Schmerzen sowie Bewegungseinschränkungen im Schulter- und Beckengürtel bedingen kann. Solche Patienten erleben die Kortisonwirkung beinahe wie eine Erlösung.

In welchen Dosierungen muß Kortison gegeben werden?

Zunächst einmal: Es gibt unterschiedliche Substanzen, die unter dem Begriff Kortison in unserem Arzneimittelschatz zusammengefaßt werden. Die Wirkung ist bei gleicher Substanzmenge nicht ganz einheitlich. Um die verschiedenen Kortisonpräparate hinsichtlich der angewandten Dosis einheitlich behandeln zu können, bezieht man sich auf die Wirkungsstärke einer dieser Substanzen, nämlich auf die des Prednisolons.

Die anfänglich einzunehmende Menge des Arzneistoffes richtet sich nach der Schwere der Krankheit. Als relativ hohe Dosierung sieht man in der Rheumatologie eine anfängliche Tagesdosis von 80 Milligramm und mehr eines Prednisolon-Äquivalentes an. Eine mittlere Dosierung liegt bei 50 Milligramm pro Tag, als eine kleine Dosis wäre eine Tagesdosis von 30 Milligramm zu bezeichnen. Alle diese Mengen gibt man in der Regel nur am Anfang der Behandlung und geht dann schrittweise, unter sorgfältiger Anpassung an den Krankheitsverlauf, stufenweise herunter bis auf Mengen von 10 bis 15 Milligramm. Bei zufriedenstellender Wirkung versucht man dann weiter unter Verkleinerung der Stufen und Verlängerung der Zeitabstände zwischen zwei Dosen den niedrigsten Dosisbereich zu ermitteln, mit dem die Krankheit noch in Schach zu halten ist. Tagesdosen von 7,5 Milligramm und weniger haben ein sehr günstiges Nebenwirkungsprofil und werden als Low-Dose-Therapie bezeichnet.

Als eine Sonderform muß man die Anwendung von Megadosen, also sehr viel höhere

Mengen, bezeichnen, die in der Regel nur wenige Tage zur Anwendung kommen und intravenös appliziert werden.

Was bewirkt Kortison im Körper?

In der Rheumatologie interessiert in erster Linie die Beeinflussung von Entzündungsvorgängen und Immunreaktionen. Biologisch aber kann man Kortison auch als Streßhormon bezeichnen. Das vom Körper selbst produzierte Kortison ist immer dann gefragt, wenn es auf die schnelle Reaktion im Körper ankommt, also die rasche Bereitstellung von wichtigen Stoffwechselprodukten erforderlich ist.

Allein das Immunsystem ist ja ein sehr komplexes Miteinander von verschiedenen Mechanismen im Körper, die in erster Linie der Infektabwehr dienen. Man kann die Wirkung von Kortison bei entzündlich-rheumatischen Erkrankungen dahingehend zusammenfassen, daß das Kortison Entzündungen und immunologische Reaktionen unterdrückt beziehungsweise moduliert. Dabei hängt es von der Kortisondosis ab, welche Teile des Immunsystems in erster Linie beeinflußt werden.

Mit welchen Nebenwirkungen müssen Kortison-Patienten rechnen?

Unterhalb einer Dosis von 5 bis 7,5 Milligramm Prednisolon-Äquivalent pro Tag treten nur selten nennenswerte Nebenwirkungen auf, während die immunsuppressive und entzündungshemmende Wirkung durchaus gewährleistet ist. Prinzipiell sind Kortisonnebenwirkungen auch nicht allein von Dosis und Dauer der Kortisongabe abhängig, sondern andere Faktoren, wie zum Beispiel Alter, Geschlecht, vorbestehende Krankheiten wie etwa ein Magengeschwür oder die Zuckerkrankheit haben wesentlichen Einfluß auf das Auftreten und die Schwere der Nebenwirkungen.

Aus Sicht des Patienten stehen Nebenwirkungen im Vordergrund, die äußerlich auffallen, wie Gewichtszunahme, Stammfettsucht („Cushing-Gesicht"), Hautveränderungen und die Gestalt verändernden Spätfolgen einer Osteoporose.

Aus ärztlicher Sicht stehen dagegen wegen der zum Teil gravierenderen Folgen für den Patienten die Manifestationen oder Verschlimmerungen einer Zuckerkrankheit, der Blutdruckanstieg, die Infektneigung, die Ausbildung des grauen Stars, die nicht infektiösen Knochennekrosen und natürlich auch die Auslösung und Verschlimmerung einer Osteoporose, vor allem bei Frauen im Vordergrund.

Bei Kindern müssen Wachstumsstörungen berücksichtigt werden. Bei bestimmten Medikamenten, insbesondere Antirheumatika, wird die Entstehung von Magen- und Darmgeschwüren begünstigt. Eine langdauernde Kortisontherapie kann auch bei Low-Dose-Anwendung die körpereigene Fähigkeit zur Kortisonproduktion und damit die Streßfähigkeit, zum Beispiel bei operativen Eingriffen, negativ beeinträchtigen.

Schließlich können auch psychische Veränderungen und Muskelschwäche auftreten. Eine für den Arzt auffällige, aber harmlose Nebenwirkung ist das Ansteigen der Zahl der weißen Blutkörperchen im Blutbild.

Gibt es Alternativen zur Kortisontherapie?

Nun, bestimmte rheumatische Erkrankungen werden erfolgreich mit den schon lange bekannten Goldpräparaten, mit Anti-Malaria-Präparaten und seit neuerer Zeit zum Beispiel mit dem Krebsmittel Methotrexat behandelt. Oftmals geschieht dies in Kombination mit Kortison. Aber natürlich haben auch diese sogenannten Basismedikamente eine ganze Reihe zum Teil schwerer Nebenwirkungen. Also keine Alternative im Sinne von harmlos. Außerdem gibt es antientzündliche und schmerzlindernde Präparate, die chemisch keine Ähnlichkeit mit Kortison haben und deshalb auch „nicht-steroidale Antirheumatika" heißen (Anm.: chemisch heißt das Grundgerüst des Kortisons „Steroid"). Auch sie werden gerne allein, zum Teil aber auch in Kombination mit Kortison, angewendet. Nur muß der Arzt insbesondere bei der kombinierten Anwendung dieser Medikamente auf die mögliche Schädigung der Magenschleimhaut achten.

Wie können Betroffene den Nebenwirkungen entgegensteuern?

Zunächst sollte der Betroffene dazu beitragen, daß seine persönliche gesundheitliche Situation vom Arzt genau erfaßt wird, damit die Risiken erkannt werden können. Dann sollte er auf eine eingehende Beratung über den Umgang mit Kortison drängen. Über die Art und die Symptome der Nebenwirkungen sollte der Betroffene unbedingt informiert werden, damit er selbst an sich sofort beginnende Nebenwirkungen erkennen kann. Er muß wissen, worauf er zu achten hat. Dazu gehört auch die Information über Wechselwirkungen mit anderen Arzneimitteln, seien sie nun vom Arzt verordnet oder selbst in der Apotheke gekauft.

Eine regelmäßige Überwachung ist die sicherste Maßnahme zur Vermeidung von Nebenwirkungen: regelmäßig Blutdruck messen, Blut- und Harnzucker mit Streifen aus der Apotheke kontrollieren, regelmäßig auf die Waage steigen, sich selbst auf Hautveränderungen hin beobachten. Kontrolle des Blutbildes, Knochendichtemessung, regelmäßige Sehtests sollten vom Arzt vorgenommen werden. Und der Patient muß mit dem Arzt zusammen die niedrigst mögliche, noch effektive Medikamentendosis herausfinden. Das können nur beide zusammen. Zur Sicherheit empfehlen wir einen Rheumapaß, in dem alles, was mit der Krankheit und der Therapie zusammenhängt, eingetragen wird. Damit ist auch bei der Konsultation anderer Ärzte der Informationsfluß immer gewährleistet.

Auch über das mögliche Risiko der verminderten Eigenproduktion von Kortison sollte der Patient informiert sein. Dann kann er bei einer bevorstehenden Operation den Narkosearzt auf seine Langzeiteinnahme von Kortison aufmerksam machen und die wegen des Operationsstresses notwendige Dosiserhöhung einleiten. Mit Hilfe eines Hormontestes kann diese spezielle Risikomöglichkeit auch nach langjähriger Kortisontherapie geprüft und dem Patienten in seinen Rheumapaß eingetragen werden.

Als Fazit kann man sagen, daß bei einer vernünftigen Zusammenarbeit von Arzt und Patient ein gutes Nebenwirkungsmanagement auch für Kortison-Langzeiteinnahme möglich ist. Damit ist für viele Menschen mit rheumatischen Erkrankungen Kortison ein konkurrenzlos wirksames und im Vergleich zu möglichen Alternativen eher nebenwirkungsarmes Medikament.

RHEUMA DER INNEREN ORGANE UND HAUT – EINE BETROFFENE BERICHTET

Systemischer Lupus erythematodes (SLE) – ein unaussprechlicher Name für die chronisch entzündliche Erkrankung des Bindegewebes mit wechselhaftem Erscheinungsbild. Symptome und Beschwerden treten immer dort auf, wo das Bindegewebe gerade einen Entzündungsschub durchmacht. Ursache: unbekannt. Genetische Veranlagung scheint eine Rolle zu spielen, ebenso Sexualhormone, denn vorwiegend befällt das Leiden Frauen.

Alle Organe des Körpers können betroffen sein, in schweren Fällen auch die Nieren und das zentrale Nervensystem. Als Autoimmunkrankheit behandelt der Arzt meist mit Kortison und gibt häufig zusätzlich ein sogenanntes Immunsuppressivum, das das Immunsystem von Attacken gegen den eigenen Körper abhält. Unbehandelt führt die Krankheit zu einem frühen Tod.

Birgitt Klatt leidet seit 1971 unter SLE. Schon früh hat sie trotz aller Behinderungen einen Arbeits- und Gesprächskreis für SLE-Kranke nach amerikanischem Muster in Deutschland aufgebaut. Von Beginn an erhielt sie Kortison gegen ihre Krankheit, ohne daß ihr nennenswerte Nebenwirkungen zu schaffen machten oder machen. Bei einem Versuch, auf eigene Faust die Dosis zu reduzieren, hat sie Schlimmes erlebt:

Frau Klatt, wie begann die Krankheit bei Ihnen?

Mit starkem allgemeinem Krankheitsgefühl, ich habe auch stark abgenommen, litt unter wandernden Schmerzen. Als erstes Organ war die Leber betroffen. Das trat 1971 nach der Geburt meines zweiten Sohnes auf. Dann hatte ich einen jahrelangen Stillstand. Erst so 1976/77 kam der nächst Schub. Die Behandlung setzte dann 1980 wieder ein.

Welche Medikamente haben Sie bekommen?

Kortison und ein Mittel, das das Immunsystem unterdrückt.

Waren Sie erschrocken, daß Sie Kortison nehmen mußten?

Nein, ich hatte weder eine negative noch eine positive Meinung zu Kortison. Ich wollte einfach nur wieder gesund werden.

Wie hoch war die Dosis, die Sie bekamen?

In der Stoßtherapie bis zu 100 Milligramm Prednison, die Dauertherapie erfolgt mit 10 Milligramm.

Hat sich Ihr Befinden daraufhin verbessert?

Ja, wesentlich. Zwar konnte ich nicht mehr alles so wie früher, aber es ging mir doch wesentlich besser. Was ich lernen mußte, war, die Krankheit anzunehmen und die Erwartungen an mich selbst anzupassen.

Hat sich die Erhaltungsdosis verändert?

Nein, die ist als ärztliche Verschreibung immer gleich geblieben. Aber ich habe auf eigene Faust versucht, auf 2,5 Milligramm herunterzukommen. Nur ist mir das sehr schlecht bekommen. Eigentlich immer, wenn ich die Dosis selbst reduziert habe, machte sich die Krankheit wieder deutlicher bemerkbar.

Welche Nebenwirkungen haben Sie gespürt?

Man hat vermutet, daß ich eine Osteoporose habe. Das hat sich aber nicht bewahrheitet. Gerade in letzter Zeit habe ich schwere Stürze unbeschadet überstanden. Ich hatte auch teilweise ein dickeres Gesicht. Das ist eigentlich weiter nicht schlimm, nur: Jeder erzählt einem, wie blühend man aussieht. Und das gerade in Zeiten, in denen man eigentlich Schonung bräuchte.

Trotzdem haben Sie die Dosis reduziert. Mit welchem Ergebnis?

Ja, ich habe mehrere Versuche hinter mir und jedes Mal eine ganz gravierende Verschlechterung meiner Krankheit festgestellt. Wenn man über Monate immer die gleiche Dosis nimmt und das Befinden eigentlich gut und der Arzt mit einem zufrieden ist, dann fragt man sich halt, wozu man das alles noch einnimmt. Und dann kommen solche Ideen der Dosisreduktion. Der erste epileptische Anfall war das Ergebnis eines solchen Versuches, eine längst vermutete Beteiligung des zentralen Nervensystems brach voll aus.

Wie haben Sie die Information durch den Arzt über das Kortison erlebt?

Ich habe praktisch keine nähere Information erhalten. Das mußte ich mir selbst mit der Zeit zusammensuchen. Manche Ärzte sind selbst schlecht informiert oder übersehen Besonderheiten bei der Kortisontherapie. So habe ich einen schlimmen SLE-Schub erlitten, als ich nach einem Unfall operiert werden mußte und die Kortisondosis dafür im Krankenhaus nicht erhöht wurde. Da ja der Körper selbst die Ausschüttung des eigenen Kortisons nicht mehr anpassen kann, der Organismus aufgrund des Operationsstresses aber mehr Kortison verbraucht, muß die Dosis des Medikamentes in solchen Situationen erhöht werden.

In Ihrer Funktion als Leiterin eines Arbeitskreises für SLE-Kranke in der Rheuma-Liga Hessen beraten Sie ja auch Betroffene. Kommt es vor, daß jemand Angst vor Kortison hat?

Ja, das kommt oft vor, besonders bei jüngeren. Sie suchen nach einer Alternativmedizin. Ich sage ihnen immer, daß Kortison unentbehrlich ist. Heute wird SLE ja sehr früh erkannt. Da ist es besonders wichtig, daß die Krankheit behandelt und damit rechtzeitig eingedämmt wird. Dann erreicht sie nicht so schlimme Ausmaße.

Man kann gerade mit pflanzlichen Medikamenten auch schlimme Fehler machen.

Die Ratsuchenden haben irgendwie im Kopf, daß Kortison ein schreckliches Medikament ist mit fürchterlichen Nebenwirkungen. Und ich nehme nun schon seit 15 Jahren durchgehend Kortison und kann das einfach nicht bestätigen. Die Nebenwirkungen stehen in keinem Verhältnis zu der schlimmen Krankheit.

Ich habe schon erlebt, daß eine junge Frau ohne Kortison übers Wochenende ganz plötzlich an die Dialyse mußte. Und eine andere hatte das Kortison abgesetzt und ist dann gestorben. Ich kann wirklich nur raten, die Arzneimittel so zu nehmen, wie sie verordnet werden.

ASTHMA – THERAPIE NACH MASS

Noch vor einigen Jahren definierte man Asthma als eine Verkrampfung der Bronchien. Ursache: unbekannt. Entsprechend bekamen die Patienten in erster Linie Arzneimittel, die die Verkrampfung lösen sollten: Substanzen, die an bestimmten Stellen der Muskulatur andocken und sie anregen, sich zu entspannen. Die zum Teil beachtlichen Nebenwirkungen dieser Beta-Sympathomimetika am Herz-Kreislauf-System haben zwar die Fachwelt, merkwürdigerweise aber weniger die Anwender aufgerüttelt.

Seit einigen Jahren sind sich die Mediziner darin einig, Asthma zunächst als Entzündung der Bronchialschleimhaut zu begreifen. Die Bronchien reagieren auf diese Entzündung zum Teil mit heftigen Krämpfen, Husten und vermehrter Schleimproduktion. Die Ursachen der Entzündung kennt man bis heute nur teilweise. Sehr oft löst eine Allergie das Asthma aus.

In einer Art Stufenplan hat die Deutsche Atemwegsliga für die drei bis vier Millionen Asthmakranken hierzulande ein Behandlungsschema aufgestellt, das den verschiedenen Schweregraden der Erkrankung Rechnung trägt. Bei Beginn der Therapie setzt der Arzt auf der Stufe an, die dem aktuellen Krankheitszustand des Patienten entspricht. Schlägt die Behandlung an, wird der Arzt versuchen, auf eine niedrigere Stufe „heruntersteigen".

Heute basiert die Asthmabehandlung auf grundsätzlich zwei Säulen:

- **Hemmung der Entzündung mit Kortison als wirkungsstärkster Substanz, in milderen Fällen mit Nedocromil oder Cromoglicinsäure. Bei Asthma geringerer oder mittlerer Schwere reicht oft die Inhalation von Kortison. Die dafür entwickelten, modernen Kortisonsprays erlauben eine fast risikolose Behandlung.**

- **Beseitigung des Asthmaanfalles mit bronchialerweiternden Mitteln. Die Substanzen, die hier zum Einsatz kommen, stammen aus der Gruppe der sogenannten „Beta-2-Sympathomimetika". Sie erregen in der Bronchialmuskulatur bestimmte Punkte, die man Beta-2-Rezeptoren nennt. Deren Erregung führt zu einer sofortigen Entspannung der Bronchien.**

Folgenden Stufenplan hat die Atemwegsliga für die Behandlung von Asthmapatienten entwickelt:

	Merkmale	**Behandlung**
Stufe 1	Symptome häufiger als dreimal pro Woche bis täglich.	Regelmäßige Inhalation von Kortison, alternativ Cromoglicinsäure oder Nedocromil, und bei Bedarf Inhalation eines kurzwirksamen Beta-2-Sympathomimetikums.
Stufe 2	Symptome mehrfach täglich und häufiger auch nachts.	Regelmäßige Inhalation von Kortison, und bei Bedarf Inhalation eines kurzwirksamen Beta-2-Sympathomimetikums. Zusätzlich ein Theophyllinpräparat und/oder ein Beta-2-Sympathomimetikum als Tabletten.
Stufe 3	Ständige Symptome von erheblicher Intensität; körperliche Aktivität deutlich eingeschränkt; Peak-flow-Werte morgens unter 50 Prozent des Sollwertes; ausgeprägte, tageszeitliche Schwankungen.	Regelmäßige Inhalation von Kortison und bei Bedarf Inhalation eines Beta-2-Sympathomimetikums. Zusätzlich Theophyllin und/oder Beta-2-Sympathomimetikum in Tablettenform und regelmäßige Einnahme von Kortisontabletten.

KORTISON ZUM INHALIEREN

Die Entwicklung der Aerosole – so nennt man die Sprays auch – erspart dem Asthmakranken in vielen Fällen die Behandlung mit Kortisontabletten und damit auch die Nebenwirkungen, die eine dauernde Tabletteneinnahme mit sich bringen kann. Der Wirkstoff gelangt durch das Inhalieren genauso an die entzündete Bronchialschleimhaut, wie Salbe, die man auf die Haut aufträgt.

Relevante Nebenwirkungen, so betonen alle Fachleute einstimmig, treten bei der Inhalation nicht auf. Selbst, wenn der Anwender das Inhalat verschluckt, so gelangen die eigens für die Sprayform entwickelten Wirkstoffe nicht über den Magen in das Blut. Im Mund kann das Kortison allerdings zu Pilzerkrankungen führen. Um das zu vermeiden, beachten Sie die Hinweise zur Anwendung:

▶ **Nach der Inhalation mit Kortison den Mund- und Rachenraum ausspülen und die Zähne putzen.**

▶ **Ein Zwischenstück zwischen Asthmaspray und Mund (Spacer) erleichtert das Inhalieren.**

Inhalierbare Kortisonpräparate sind so ungefährlich, daß sie auch Kindern mit mittelschwerem Asthma verordnet werden. Ab dem sechsten Lebensjahr können die Kinder erfahrungsgemäß den Umgang mit den Geräten lernen. Für kleinere Kinder empfiehlt sich eine Gesichtsmaske. Einige Hersteller bieten auch Dosieraerosole an, die auf das Einatmen reagieren. Damit fällt die manchmal schwierige Abstimmung von Sprühauslösung und Atmen weg.

Wenn Inhalieren nicht ausreicht

Bei Asthma der Stufe 3 verordnet der Arzt zusätzlich Kortisontabletten. In der Regel beginnt er mit einer hohen Dosis und reduziert die Menge, wenn das Krankheitsbild sich bessert. Bei der dauerhaften Einnahme von höheren Kortisonkonzentrationen kommt es für die Vermeidung von Nebenwirkungen entscheidend auf die Mitarbeit des Betroffenen an (siehe S. 49).

Asthma durch Allergie?

Wenn beispielsweise Hausstaubmilben, Gräserpollen oder spezielle Nahrungsmittel das Asthma als Form der Allergie auslösen, gilt natürlich das Meiden dieser Verursacher als oberstes Gebot. Darüber hinaus wirken auch antiallergische Medikamente. Einige Allergien kann man dem Körper auch regelrecht abgewöhnen. Bei dieser Hyposensibilisierung spritzt der Arzt fortgesetzt kleine Mengen der Auslöser in den Oberarm.

In der gleichen Reihe wie das vorliegende Buch ist auch erschienen: „Alles gegen Allergien", in dem Sie mehr über die Behandlung von Allergien erfahren.

HAUT – CREMEN BESSER ALS KRATZEN

Hautkrankheiten gehören zu den häufigsten Erkrankungen, mit denen Menschen zum Arzt gehen. Dahinter verbergen sich eine Vielzahl von Hauterscheinungen, die einer unterschiedlichen Therapie bedürfen. Chronisch entzündliche, schuppende und gleichzeitig juckende Hautkrankheiten mit zum Teil allergischer Reaktion wie Neurodermitis oder Ekzeme reagieren besonders gut auf Kortisonpräparate.

Kortisonsalben bewirken:

- **Beeinflussung der Entzündung,**
- **Beseitigung des Juckreizes,**
- **Verminderung der entzündlichen Schwellung des Gewebes,**
- **Normalisierung der überschießenden Neubildung von Hautzellen zum Beispiel bei Schuppenflechte.**

Die Salben und Cremes werden beispielsweise eingesetzt bei:

- **Kontaktekzemen,**
- **Nesselsucht,**
- **Neurodermitis,**
- **Schuppenflechte.**

ZUM BEISPIEL NEURODERMITIS

Die Neurodermitis, auch atopische Dermatitis genannt, quält den Menschen mit hartnäckigem Juckreiz und Entzündungen auf der extrem trockenen und leicht schuppenden Haut. Betroffene sind machtlos gegen den inneren Zwang, sich zu kratzen, auch wenn die Haut dadurch aufplatzt und blutet. Die Ursache dieser Krankheit, die sich im Säuglingsalter bereits durch Milchschorf ankündigen kann, konnte bisher nicht erforscht werden. Offenbar besteht aber oft ein Zusammenhang mit allergischen Vorgängen. Gerade weil die Ursachen noch im Dunkeln liegen, gibt es zahlreiche Therapiemöglichkeiten oder Versuche, die individuell zum Erfolg führen oder auch nicht. Um den Teufelskreis von Jucken und Kratzen und in der Folge verwundeter Haut mit eingeschleppten Infektionen zu durchbrechen, beginnt der Hautarzt mit einer kurzzeitigen Kortisontherapie. Dadurch gehen die Entzündung und der Juckreiz zurück.

Für die Anwendung an der Haut haben Forscher inzwischen die vierte Generation von Kortisonpräparaten entwickelt. Dabei haben sie die Substanz soweit abgewandelt, daß sie möglichst gut in die Haut ein-, sie aber nicht durchdringt. Möglichst vollständig bleibt sie in den Hautschichten haften und wirkt dort mit maximaler Stärke. Damit vermeidet man den Kontakt des Kortisons mit dem Blutkreislauf und damit auch mögliche Nebenwirkungen im Körper. Bei den neuesten Entwicklungen loben Mediziner auch die Reduzierung der Nebenwirkungen an der Haut selbst (siehe dazu auch das Experten-Interview auf Seite 39).

Salbe oder Creme?

Fast ebenso wichtig wie den Wirkstoff nimmt die Haut die Salben- oder Cremegrundstoffe. Je nach Hautzustand verordnet der Arzt deshalb eine Salbe mit viel Fett oder eine Creme mit viel Wasser. Das Vertauschen von fett- und wasserhaltigen Zubereitungen schadet der Haut. Nicht das Kortison, sondern die falsche Salbengrundlage trägt dann die Schuld an der Verschlechterung des Hautzustandes.

> In aller Regel führt eine Kortisontherapie von bis zu zwei Wochen zur Abheilung oder mindestens deutlichen Verbesserung des akuten Hautzustandes. Danach soll das Kortison in aller Regel abgesetzt und die Therapie mit anderen Mitteln fortgesetzt werden. Bei einer solch kurzen Kortisonbehandlung muß der Betroffene überhaupt nicht mit Nebenwirkungen rechnen.

EXPERTEN-INTERVIEW ZUR AKTUELLEN FORSCHUNG

Viele Menschen lehnen eine Hautbehandlung mit Kortison ab. Zuviel schon haben sie über die Nebenwirkungen gehört. Manche Hauterkrankungen heilen aber kaum ohne kortisonhaltige Hautarzneimittel ab. Grund zur Panik oder Entwarnung? Das beantwortet die Professorin Dr. Monika Schäfer-Korting, Institut für Pharmazie an der Universität Berlin. Sie erforscht dort vor allem die Wirkung von Arzneistoffen an der Haut.

Viele Menschen haben Angst vor Kortison, auch bei der Anwendung an der Haut. Dennoch: Wann müssen Kortisonpräparate für die Hautbehandlung unbedingt sein?

Auf die Anwendung von Kortisonpräparaten, fachlich gesprochen den „Glucocorticoiden", kann immer dann nicht verzichtet werden, wenn es sich um eine starke Entzündung handelt, zum Beispiel bei einem entzündlichen Schub des atopischen Ekzems beziehungsweise der Neurodermitis. Glücklicherweise kann man solche Entzündungen mit den Kortisonsalben oder -cremes schnell zum Abheilen bringen und dann die Präparate durch kortisonfreie Salben oder Cremes ersetzen.

 Welche Nebenwirkungen können trotz der kurzen Anwendungszeit auftreten?

Man muß unterscheiden zwischen relativ häufigen und sehr seltenen Nebenwirkungen. Gelegentlich zeigt die Haut Rötungen oder Juckreiz. Davor muß sicher niemand Angst haben. Schwerwiegende Nebenwirkungen sind zum Glück selten. Typisch wären hier Hautveränderungen, die wie Schwangerschaftsstreifen aussehen und durch Hautverdünnung entstehen. Bei den modernen Kortisonsalben kommt das zum Glück noch seltener vor als früher, bei kurzfristiger Anwendung nie.

 Es gibt neue Entwicklungen bei den kortisonhaltigen Medikamenten?

Früher konnte man davon ausgehen, daß eine stark wirkende Kortisonsalbe auch starke Nebenwirkungen an der Haut hatte. Nun ist es gelungen, die entzündungshemmende Wirkung der Substanzen von der beschriebenen Nebenwirkung der Verdünnung der Haut besser abzutrennen. Das ist eindeutig bewiesen.

Entwarnung also bei den Hautpräparaten mit Kortison. Gibt es denn Fehler bei der Anwendung, mit denen der Patient sich selbst schaden könnte?

Ja, ein schwerer Fehler wäre es, das verschriebene Kortisonpräparat auch nach Abklingen der Entzündung zur täglichen Hautpflege weiterhin anzuwenden. Das ist aus meiner Sicht der einzige Fehler, den der Patient machen könnte.

Gibt es besonders kortisonsparende Anwendungsarten?

Manchmal ja. Beim Ekzem kann man eine sogenannte Intervalltherapie vornehmen. Man weiß, daß die Hornhaut den Wirkstoff sehr lange speichert. Wenn man am ersten Tag eine Kortisonsalbe aufträgt, hat die Haut einen so großen Vorrat, daß man am nächsten Tag mit einer kortisonfreien Salbe auskommt. Das geht beim entzündlichen Ekzem, aber nicht bei der Schuppenflechte beispielsweise. Die Schuppenflechte benötigt stärker wirksame Kortisonderivate. Ein rasches Absetzen führt zu einer Verschlechterung des Hautzustandes bei der Schuppenflechte.

Quelle: Neue Apotheken Illustrierte 2/96

CHRONISCHE DARMENTZÜNDUNGEN

Sowohl Morbus Crohn als auch Colitis ulcerosa gehören zu den chronisch verlaufenden Darmentzündungen, deren Ursachen man heute noch nicht genau kennt. Beide Erkrankungen verschlimmern sich in Schüben und verursachen Schmerzen und Durchfälle, die nicht nur allgemeine Schlappheit hervorrufen, sondern einen normalen Tagesablauf oft völlig unmöglich machen. Die therapeutischen Möglichkeiten sind auf wenige Arzneimittel begrenzt. In schwereren Fällen kommt Kortison zum Einsatz und bekämpft die massiven Entzündungszustände der Darmwände.

In aller Regel beginnt der Arzt die Kortisonbehandlung, wie bei anderen Krankheiten auch, mit einer relativ hohen Dosis und verringert sie, sobald die Entzündung nachläßt. Ob eine Langzeittherapie mit Kortison die Entzündung dauerhaft kontrollieren kann, hängt individuell von der Ausprägung der Krankheit ab.

Soweit die Kortisonanwendung nur über kürzere Zeit und/oder mit niedrigen Mengen erfolgt, braucht der Anwender nicht mit Nebenwirkungen zu rechnen. Was Sie bei einer Dauertherapie mit Kortison beachten sollten, steht ausführlich ab S. 49.

Akute Darminfektionen wie Durchfall durch Salmonellen etc. sind selbstverständlich kein Fall für Kortison.

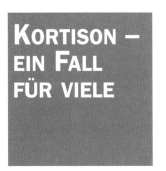

KORTISON – EIN FALL FÜR VIELE

Wer dieses Buch vom Anfang bis hierher gelesen hat, konnte gewiß Parallelen bei den einzelnen Krankheiten feststellen: Immer dann, wenn die Ursachen einer Entzündung nicht feststehen oder nicht auszumerzen sind, muß Kortison ran. Ein viel geschmähtes Arzneimittel, nicht nur wegen der immer wieder und oft falsch zitierten Nebenwirkungen, sondern weil es eben häufig nicht endgültig das Leiden beseitigt. Und doch rettet es Leben oder verbessert entscheidend die Lebensqualität. So auch bei den schwersten und wegen der quälenden Verläufe sehr tragischen Krankheiten, die Menschen befallen können.

Krebs, Myasthenie und Multiple Sklerose

So heilt Kortison zwar keinen Krebs, hilft aber gegen manche Begleiterscheinung der Krankheit selbst beziehungsweise der Therapie mit aggressiven Krebsmitteln. Es lindert keine Schmerzen, sehr wohl aber entzündliche Gewebserkrankungen, die durch Krebserkrankungen hervorgerufen werden.

Bei der schweren Muskelerkrankung Myasthenie beherrscht Kortison im Zusammenhang mit weiteren Arzneimitteln das Immunsystem so gut, daß die Betroffenen trotz dieser Autoimmunkrankheit sogar arbeitsfähig bleiben.

Akute Schübe der Multiplen Sklerose behandelt man ebenfalls erfolgreich mit Kortison.

Dosierung – wieviel und wann?

Wenn man eine Krankheit mit Arzneimitteln behandelt, dann sollte man dies nicht halbherzig tun. Jedes Medikament benötigt eine gewisse Konzentration im Blut, bevor die erhoffte Wirkung einsetzen kann. Bleibt die Konzentration unterhalb dieser Schwelle, kann man sich die Einnahme des Medikamentes gleich ganz ersparen. Es belastet den Körper, ohne daß die Krankheit sich bessert. Für Kortison gilt dies in besonderem Maße. Andererseits stimmt hier nicht der Spruch: Viel hilft viel. Denn zu viel Kortison schadet dem Körper. Bei der optimalen Dosierung kontrolliert das Kortison die Krankheit und die Beschwerden und beeinflußt den übrigen Körper möglichst wenig.

Die Dosierung richtet sich natürlich nach der Krankheit und dem Schweregrad. Grundsätzlich wird Kortison zu Anfang in hoher Dosierung gegeben (Initialtherapie oder Stoßtherapie genannt) und nach der ersten deutlichen Besserung langsam reduziert auf die Menge, die gerade noch ausreichend wirkt.

Oft reicht eine Kurzzeittherapie mit Kortison aus. Die Folgetherapie geschieht mit anderen Mitteln.

Was ist viel, was ist wenig?

Wie schon erwähnt (siehe S. 18) gibt es nicht „das" Kortison. Zur Beschreibung der Wirkungsstärke gehört also nicht nur das „wieviel", sondern zwingend auch das „wovon".

Um festzulegen, was eine hohe Dosis und was eine niedrige Dosis ist, haben sich alle Fachleute auf einen Maßstab festgelegt. Dieser Maßstab bezieht sich auf eines der häufigsten Wirkstoffe aus der Kortisongruppe: das Prednisolon. Der Arzt kann anhand von Tabellen das Äquivalent für andere Kortisonwirkstoffe nachschlagen.

Ab fünf Millligramm und weniger Prednisolon pro Tag spricht man vom Niedrigst-Bereich in der Kortisondosierung.

Low-Dose-Therapie

Mit einer hohen Anfangskonzentration die akuten Beschwerden bekämpfen und dann schrittweise die Menge bis auf ein Minimum an Kortison reduzieren – das verbirgt sich hinter dem neuen Schlagwort „Low-Dose-Therapie". Damit können auch die Menschen die unerwünschten Nebenwirkungen von Kortison weitgehend vermeiden, die dauerhaft das Medikament benötigen. Welche für den Betroffenen die niedrigste, gerade noch wirksame Kortisondosis ist, hängt vom Einzelfall ab. Je weiter man die Dosis reduziert, desto kleiner müssen die Schritte sein, mit denen man sich vorwärts tastet.

Deutsche Experten der verschiedenen medizinischen Fachrichtungen sind sich einig darüber, daß Kortisondosierungen unter 5 Milligramm wirken und gleichzeitig Nebenwirkungen vermieden werden. Damit sind sie den Amerikanern um Längen voraus, die sogar bis 15 Milligramm Prednisolon als niedrig bezeichnen, dabei aber unerwünschte Effekte registrieren.

Für das Reduzieren der Dosis in kleinen und kleinsten Schritten stehen Tabletten mit 1 Milligramm Wirkstoff zur Verfügung.

> *Erreicht man 5 Milligramm oder weniger „Prednisolon" oder vergleichbare Dosierungen eines anderen Kortisons, vermeidet man die hauptsächlichen Nebenwirkungen wie beispielsweise Osteoporose oder das füllige Gesicht (Cushing-Syndrom).*

Möglichst immer morgens

Eine der gefürchteten Nebenwirkungen der Kortisontherapie besteht in der Hemmung der körpereigenen Kortisonproduktion. Jeden Morgen zwischen sechs und acht Uhr stählt sich der Körper für den heraufnahenden Tag mit seiner größten Produktionsrate. Die Menge, die er braucht, bemißt er nach dem Blutspiegel: Je weniger Kortison im Blut er mißt, desto mehr schüttet er aus. Bei einer hohen Konzentration im Blut geht er davon aus, daß der Organismus bestens versorgt ist. Dauert dieser Zustand über Jahre an, versiegt die körpereigene Kortisonquelle, weil sie vermeintlich nicht mehr gebraucht wird. Das aber ist ein Trugschluß des Körpers: In Streßzeiten wie bei Operationen benötigt der Organismus zusätzlich Kortison, ebenso, wenn die Kortisontabletten abgesetzt werden.

Am wenigsten gefährdet man diesen Regelkreis, wenn man die Kortisontabletten morgens vor acht Uhr nimmt, am besten mit Milch oder Joghurt. Läßt sich das aus Gründen morgendlicher Beschwerden (beim Asthmatiker Atembeschwerden, beim Rheumatiker Morgensteifigkeit) nicht durchhalten, kann man die Dosis splitten: morgens zwei Drittel, abends ein Drittel. Eine abendliche Gabe erzeugt aber für den nächsten Morgen einen höheren Blutspiegel.

Einen Tag frei

Schonung für den eben beschriebenen Regelkreis will der Arzt auch erreichen, wenn er die Anweisung gibt, immer nur alle zwei Tage die für 48 Stunden benötigte Menge Kortison einzunehmen. In der Summe bleibt die zugeführte Menge damit gleich, aber der körpereigene Regelkreis wird besser erhalten.

Mehrbedarf bei Streß

Unfälle, bevorstehende Operationen und manchmal auch besonderer psychischer Streß erfordern mehr Kortison. Normalerweise regelt der Körper das für sich, indem er mehr produziert. Bei einer Langzeittherapie mit Kortison kann aber der Regelkreis beeinträchtigt sein. Außerdem ahnt ja der Körper von ärztlichen Eingriffen nichts. Deshalb wird der Arzt in solchen Situationen möglicherweise die Kortisondosis erhöhen.

Anwendung an der Haut

Eine schonende Anwendung von Kortison an der Haut besteht zum Beispiel in einer Tandemtherapie, bei der immer abwechselnd abends die Kortisonzubereitung und morgens eine wirkstofffreie Pflege aufgetragen wird.

Weitere Sparmaßnahmen

Möglicherweise reicht auch die Anwendung der Kortisonzubereitung alle zwei Tage. Auch die Kombination mit Zusätzen wie Harnstoff bei der Neurodermitis hilft, Kortison einzusparen. Auf keinen Fall darf die Kortisonsalbe ohne ärztliche Anwendung weiter verwendet werden, etwa zur Hautpflege.

GEGEN NEBENWIRKUNGEN KANN MAN ETWAS TUN

Grundsätzlich treten Nebenwirkungen von Kortison nur dann auf, wenn die Menge des Wirkstoffes die körpereigene Produktion bei weitem übertrifft, wenn also über längere Zeit deutlich über fünf Milligramm Prednisolon oder vergleichbare Mengen eingenommen werden müssen. Streng genommen handelt es sich gar nicht um Nebenwirkungen, sondern um die überschießende Hauptwirkung. Denn ob erwünscht oder unerwünscht: Das ist bei der Kortisonwirkung immer eine Frage der Dosis. Die Angriffsorte für alle Kortisonwirkungen sind immer die selben.

▶ **Wer sein Asthma ausschließlich mit einem Spray behandelt, muß praktisch keine der folgenden Nebenwirkungen befürchten. Lediglich Pilzbefall der Mundhöhle oder Heiserkeit können auftreten. Deshalb empfehlen Ärzte und Apotheker sogenannte Spacer als Inhalationshilfe und Zähneputzen nach dem Sprühen.**

▶ **Wer nur begrenzte Hautbezirke mit Kortison behandelt, braucht Nebenwirkungen nicht zu fürchten.**

▶ **Kurzzeitige Therapien mit Tabletten oder Langzeiteinnahme von niedrigen Mengen haben ebenso in der Regel keine negativen Folgen für den Anwender.**

Im folgenden werden mögliche unerwünschte Wirkungen bei längerfristiger Einnahme höherer Kortisondosen beschrieben, die aber keineswegs immer und bei jedem auftreten müssen. Einigen Erscheinungen kann man entgegensteuern. Auch das erfahren Sie in den folgenden Absätzen.

Kortison gilt als Hormon zum Leben und zur Bewältigung des Stresses. Durch die dauernde Tabletteneinnahme kann die körpereigene Kortisonproduktion vorübergehend „einschlafen". Wenn es zur Abmilderung der unerwünschten Wirkung darum geht, die tägliche Kortison-Ration zu verringern, dann tun Sie dies bitte nur mit dem Arzt zusammen. Sonst erkranken Sie womöglich schwer.

FETTVERTEILUNGSSTÖRUNGEN

Kortison verändert den Stoffwechsel im Körper. Das betrifft auch den Auf- und Abbau von Fett und seine Ablagerung. Vollmondgesicht und „Stiernacken" richten zwar keinen Schaden an der Gesundheit an, den Betroffenen – und besonders Frauen – macht das veränderte Spiegelbild aber doch zu schaffen. Die Erscheinungen verlieren sich, wenn der Arzt die tägliche Kortisonmenge verringert. Außerdem hilft es – auch gegen die Gewichtszunahme – , vor allem mit Fett in der Nahrung sehr sparsam umzugehen.

Weniger Fett, weniger Salz

Viele ballaststoff- und kohlenhydratreiche Lebensmittel wie Nudeln (aber ohne fette

Soße), Kartoffeln und Reis (mit wenig Salz), Brot, Gemüse und Obst stehen im Vordergrund jeder modernen Ernährung. Genau das gilt auch hier. Kortisonpatienten sollen auch eiweißreich essen. Hier kommt es auf die Auswahl an, um nicht mit dem Eiweiß zuviel Fett zu essen. Also: viel Fisch, viele Milchprodukte (auch wegen des Calciums), mageres Fleisch.

Gewichtskontrolle und sparsamer Umgang mit Kochsalz beugt auch dem hohen Blutdruck vor. Der Arzt entscheidet, ob ein zusätzliches Medikament nötig ist.

BRÜCHIGE KNOCHEN (OSTEOPOROSE)

Die Osteoporose muß man schon deshalb ernst nehmen, weil sie nicht – im Gegensatz zu anderen Nebenwirkungen – rückgängig zu machen ist. Sie tritt nur auf bei längerer Kortisontherapie mit Tabletten und dann vor allem bei solchen Menschen, die zusätzliche Risikofaktoren aufweisen. Rückenschmerzen kündigen die Krankheit an, gefolgt von Verformungen im Skelett und später Knochenbrüchen.

So kommt es bei Frauen in und nach den Wechseljahren ohnehin zu einem höheren Risiko, brüchige Knochen zu bekommen. Das liegt an der zurückgehenden Produktion des weiblichen Hormones Östrogen, das bis dahin die Knochen geschützt hat. Viele Frauenärzte empfehlen den Frauen, die fehlenden Hormone durch Medikamente zu ersetzen. Erst recht sollte dies für Frauen mit Kortisontherapie gelten.

Auch wer unter Darmkrankheiten leidet, trägt ein höheres Risiko für Osteoporose, weil die Aufnahme des Knochenbausteines Calcium aus dem Darm in die Blutbahn gestört ist.

Kaffee- und Nikotinkonsum stehen ebenfalls in dem Verdacht, den Knochen zu schaden, außerdem Bewegungsmangel.

Und nicht zuletzt kann die Veranlagung zu Osteoporose auch vererbt werden.

> Deshalb: Zur Vorbeugung der Osteoporose alle zusätzlichen Risikofaktoren möglichst vermeiden. Viel Calciumreiches essen und trinken (Milch, Käse). In der Apotheke gibt es hochdosierte Calciumpräparate für alle, die nicht genug Milch und Käse mögen. Sich möglichst viel bewegen. Rheumakranke können das ja gerade dank der Kortisontherapie besser. Eventuell kommt eine zusätzliche Behandlung mit dem Arzneistoff Calcitonin in Frage. Das muß der Arzt entscheiden. Er kann durch Messung der Knochendichte beurteilen, ob eine Osteoporose beginnt oder nicht.

PERGAMENTHAUT, STREIFEN UND AKNE

Das Dünnerwerden der Haut, Streifen wie durch eine Schwangerschaft oder Akne traten früher häufig durch äußerliche Kortisonbehandlung, aber auch durch falsche Anwendung auf. Heute kommen diese Erscheinungen immer seltener vor. Bei kurzer Anwendungsdauer mit modernen Wirkstoffen gar nicht (siehe S. 39). Auch hier gilt, immer hochdosiert anfangen und dann schnell vom Kortison umsteigen auf andere Arzneimittel. Als Stoßtherapie kann ein 24-Stunden-Umschlag mit der Kortisonsalbe dienen, gefolgt von kortisonfreien Pflegemaßnahmen. Auch das abwechselnde Auftragen von Kortisonsalbe an dem einen Tag und einer kortisonfreien Zubereitung am nächsten trägt zur Vermeidung der Nebenwirkungen bei.

Bei der Einnahme von Kortisontabletten kommt es häufiger zu Hautveränderungen. Die Haut wird dünner, es bilden sich rote Flecken oder Pickel. Kosmetisch stören diese Erscheinungen, gefährlich sind sie nicht. Die Haut bekommt nach Absetzen der Therapie weitgehend ihr altes Aussehen zurück.

STÖRUNG DES KÖRPEREIGENEN REGELKREISES

Wer länger als sechs Wochen 10 bis 15 Milligramm Prednisolon oder entsprechende Mengen eines anderen Kortisons einnehmen muß, stört den eigenen Kortisonhaushalt. Das merkt man solange nicht, wie immer von außen Kortison zugeführt wird. Allerdings: Bei unvorhergesehenem körperlichen Streß wie Unfall, Operation, psychische Ausnahmesituationen, fehlt dem Körper der Anpassungsmechanismus. Und bei plötzlichem Absetzen des Kortisonpräparates gerät der Kortisonhaushalt und alles was er managt, völlig durcheinander. Unter anderem können sich dann ungehindert Infekte im Körper ausbreiten.

Um den eigenen Regelkreis möglichst wenig zu beeinflussen, wählt der Arzt am besten ein Kortison aus, das sehr kurz im Körper verweilt. Natürlich sollte die Dosierung nach unten ausbalanciert werden. Morgens vor acht Uhr macht die Einnahme dem Körper am wenigsten aus. Die Einnahme der Zwei-Tages-Dosis alle zwei Tage gönnt dem Körper kortisonfreie Tage zur Regeneration des Regelkreises.

ZUCKERKRANKHEIT

Kortison setzt auf die Dauer mehr Zucker, der nicht in den Zellen verarbeitet werden kann, aus der Leber in das Blut frei. In seltenen Fällen kommt es dadurch zur Ausprägung einer Zuckerkrankheit. Oftmals war der Diabetes unbemerkt schon vorhanden. Jedenfalls sollte jeder, der über lange Zeit höhere Dosen von Kortison einnehmen muß, den Zuckerspiegel kontrollieren. Das kann man zunächst am einfachsten mit Teststreifen aus der Apotheke tun, die man in den Harnstrahl hält. Zuviel Zucker im Blut scheidet der Körper nämlich mit dem Urin aus. Ist Gefahr im Verzug, hilft eine zuckerarme Diät. Wer zusätzlich zuviel Gewicht auf die Waage bringt, muß auch das Fett reduzieren. Entgegen früheren Ansichten sind kohlenhydratreiche und gleichzeitig ballaststoffhaltige Lebensmittel wie Brot, Kartoffeln, Gemüse und Obst empfohlen.

MAGENGESCHWÜRE

Immer wieder hört man noch die ängstliche Meinung, Kortison verursache Magengeschwüre. Dies tut es fast ausschließlich in Zusammenhang mit sogenannten nicht-steroidalen Schmerzmitteln, also solchen, die nicht auf Kortison basieren und die Entzündung und die Schmerzen bekämpfen. Diese Schmerzmittel wirken ohnehin oft schädigend auf die Magenschleimhaut. Bestehende Schädigungen heilen allerdings manchmal langsamer ab, weil Kortison in bestimmten Fällen eine verzögerte Wundheilung zur Folge hat.

AUGENERKRANKUNGEN

Selten treten nach einer Langzeittherapie mit Kortison der graue oder grüne Star auf. Sicherheitshalber sollten Betroffene aber auf regelmäßigen, augenärztlichen Untersuchungen bestehen.

WACHSTUMSHEMMUNG BEI KINDERN

Bei einer Kortisonbehandlung von Kindern muß der Arzt die Dosierung so wählen, daß das Wachstum davon unbeeinflußt bleibt. Die Einnahme nur alle zwei Tage hilft, das Wachstum zu erhalten. Keine Wachstumseinschränkung machen Asthmasprays.

ERHÖHTES INFEKTIONSRISIKO

Die entzündungshemmende Wirkung des Kortisons beruht auf seiner „einschläfernden Wirkung" auf das Immunsystem. Insofern ist es nicht verwunderlich, daß der Körper während der Therapie für Infektionen durch Viren oder Bakterien anfälliger wird. Das macht sich zum Beispiel durch Pilzinfektionen im Gaumen bei Kortisoninhalationen bemerkbar. Aber auch eine simple Erkältungskrankheit erwischt den Betroffenen eher. Allerdings nur bei mehr als 10 Milligramm Prednisolon-Äquivalent pro Tag und über lange Zeit. In diesen Fällen sollte man dem Immunsystem nicht zusätzliche Arbeit machen und sich möglichst vor Ansteckung schützen. Vitaminreiche Nahrung, eventuell unterstützt durch entsprechende Produkte aus der Apotheke, hält den Körper möglichst fit.

Das hilft gegen Nebenwirkungen:

▶ **regelmäßige körperliche Bewegung,**

▶ **calciumreiche, aber fett- und salzarme Ernährung,**

▶ **viele Vitamine,**

▶ **in Infektionszeiten Massenansammlungen vermeiden,**

▶ **regelmäßige Kontrolle von Gewicht und Blutdruck zu Hause oder in der Apotheke, in Abständen auch des Harnzuckers mittels Teststreifen,**

▶ **Beschwerden wie Magenschmerzen dem Arzt rechtzeitig mitteilen,**

▶ **regelmäßige Kontrolle von Blutbild, Blutfetten, Urin, Augen, Knochendichte und Herz beim Arzt.**

Kortison-Ausweis

Als Kortisonpatient haben Sie einen gründlichen Arzt, der Sie genau kennt. Aber was passiert, wenn Sie mal zu einem anderen Facharzt müssen? Oder wenn Sie einen Unfall haben? Oder wenn Sie sich selbst in der Apotheke ein Medikament kaufen wollen und nicht wissen, ob Sie es überhaupt vertragen?

Für diese Fälle ist es gut, wenn Sie einen Kortisonausweis bei sich tragen, in dem alles über Ihre Therapie drin steht. Dann sagt Ihnen Ihr Apotheker, ob Sie das gewünschte Kopfschmerzmittel überhaupt nehmen dürfen und empfiehlt Ihnen im Zweifel ein anderes. Und bei einem Unfall werden Sie richtig versorgt. Denn das ist überlebenswichtig! Fragen Sie Ihren Arzt nach einem solchen Ausweis.

Wörter, die der Arzt verwendet

Addison-Krankheit: Krankheitsbild, wenn die Nebennierenrinden als Produktionsort für Kortison ausfallen. Lebensbedrohlich.

Adrenaler Regelkreis: Zusammenspiel von verschiedenen Steuerungsorganen und Drüsen zur Kortisonproduktion im Körper.

Äquivalenzdosen: Äquivalent heißt gleichwertig. Mit Äquivalenzdosen gibt man die Umrechnung von einem Kortisonpräparat zum anderen an.

Asthma bronchiale: Bronchialasthma.

Chronische Polyarthritis: entzündliches Rheuma, auch rheumatoide Arthritis genannt.

Corticoide: Der Fachmann schreibt Kortison mit „C" und kennt sehr viele verschiedene chemische Abwandlungen des ursprünglichen Kortisons. Mit der Endung „...oid" sagt er, die Substanzen sind dem Kortison ähnlich.

Corticosteroide: Steroide sind in der Chemie bestimmte Grundkörper, die vielen Hormonen zugrundeliegen. Auch das Kortison ist ein Steroid.

Cushing-Syndrom: Allgemein das Krankheitsbild bei zuviel Kortison im Körper. Speziell: Symptom des runden Gesichtes, daß sich nach hohen Mengen Kortison als Nebenwirkung einstellen kann.

Erhaltungsdosis: Die Menge von Arzneistoff, die Langzeitpatienten auf Dauer gegeben wird, um die Wirkung zu erhalten.

Glaukom: Augenkrankheit, grüner Star.

Glucocorticoid: wissenschaftliche Bezeichnung für Kortison.

Immunsuppression: Unterdrückung von Reaktionen des körpereigenen Abwehrsystems.

Indikation: Anwendungsgebiet für die betreffenden Arzneimittel.

Initialdosis: Mit dieser Arzneistoffmenge fängt der Arzt die Therapie an.

Insuffizienz: Unfähigkeit (z. B. eines Organs), bestimmte notwendige Stoffe zu produzieren.

Interaktion: Wechselwirkung, meist gebraucht, wenn sich zwei Arzneimittel im Körper stören.

Katarakt: Augenkrankheit, grauer Star.

Kontraindikation: kein Anwendungsgebiet für das bestimmte Arzneimittel. Beispiel: „bei Diabetes kontraindiziert" heißt, daß man es bei Diabetes nicht nehmen darf.

Lokale Therapie: Behandlung bleibt auf eine bestimmte Stelle begrenzt.

Nicht-steroidale Antirheumatika: Kortison ist ein Steroid. Alle Schmerz- und Entzündungsmittel, die kein Steroid und somit kein Kortison sind, bezeichnet man zusammengefaßt als nicht-steroidale Antirheumatika (Abk.: NSAR).

oral: Einnahme durch den Mund; Beispiel: Tabletten.

Polymyalgia rheumatica: Besondere Form von Rheuma bei älteren Menschen, hervorgerufen durch Entzündung des Gefäßsystems.

Prophylaxe: Vorbeugung.

Systemerkrankung: Krankheit betrifft den ganzen Körper.

systemisch: durch den ganzen Körper gehend; wird im Zusammenhang mit Arzneimitteln gebraucht. Eine systemische Therapie geschieht z. B. mit Tabletten, deren Wirkstoff dann durch den ganzen Körper gelangt.

topisch: Anwendung an der Haut; äußerlich.

Ulkus: Geschwür.

Vaskulitis: Entzündung der Blutgefäße.

NÜTZLICHE ADRESSEN

Für Deutschland:

Deutscher Allergie- und Asthmabund e.V.
Bundesgeschäftsstelle
Hindenburgstraße 110
41061 Mönchengladbach

Arbeitsgemeinschaft
Allergiekrankes Kind e.V.
Hauptstraße 29
35745 Herborn

Deutsche Atemwegsliga e.V.
Burgstraße 12
33175 Bad Lippspringe

Deutscher Neurodermitiker Bund e.V.
Spaldingstraße 210
20097 Hamburg

Bundesverband Neurodermitiskranker in
Deutschland e.V.
Oberstraße 171
56135 Boppard

Deutsche Rheuma-Liga
Bundesverband e.V.
Rheinalle 69
53173 Bonn

Deutsche Morbus Crohn/Colitis ulcerosa
Vereinigung (DCCV) e. V.
Paracelsusstraße 15
51375 Leverkusen

Deutsche Krebshilfe
Thomas-Mann-Straße 40
53111 Bonn

Für Österreich:

SIGIS –
Service- und Informationsstelle für Gesundheitsinitiativen und Selbsthilfegruppen
Laxenburger Straße 36
1100 Wien

DVSG –
Dachverband der oberösterreichischen
Selbsthilfegruppen im Gesundheitsbereich
Figulystraße 4a
4020 Linz

Für die Schweiz:

DAS BAND –
Selbsthilfe der Asthmatiker
Gryphenhubeliweg 40
Postfach
3000 Bern 6

Schweizerische Rheumaliga
Renggerstraße 71
CH-8038 Zürich

TEAM Selbsthilfe
Berner Oberland
Länggasse 2
3600 Thun

Akne	52
Allergie	13, 32, 36
Asthma	32
Augenerkrankungen	55
Basismedikamente	25
Beta-Sympathomimetika	32
Bindegewebserkrankung	21, 27
Blutdruck	10, 26, 51
Blutgefäßentzündung	21
Chronische Darmentzündungen	42
Chronische Polyarthritis	11, 19, 21
Colitis ulcerosa	42
Cremes	37
Cushing	24, 46
Diabetes	54
Dosierung	18, 22, 44, 54, 55
Durchfall	42
Fettverteilungsstörungen	50
Entzündungen	13, 42
Haut	37
Hydrokortison	15, 18
Immunsystem	13, 20, 23, 27, 43, 55
Infektneigung	24
Inhalieren	35
Knochennekrosen	24
Kontaktekzem	37
Kortisonausweis	57
Krebs	43
Low-Dose-Therapie	45
Magengeschwüre	54
Morbus Crohn	42
Multiple Sklerose	43
Myasthenie	43
Nebennieren	9
Nebenwirkungen	45, 49
Nesselsucht	37
Neurodermitis	38
Osteoporose	51
Pergamenthaut	52
Pilzbefall	49
Polymyalgia rheumatica	21

Prednisolon	22, 45, 46
Prednisolon-Äquivalent	22, 23, 56
Regelkreis	53
Rheuma	19, 27
Rheumatoide Arthritis	21
Salben	16, 39
Schuppenflechte	37, 41
Stammfettsucht	24
Stoßtherapie	44, 53
Streß, Streßsituationen	9, 10, 47, 53
Systemerkrankung	21
Systemischer Lupus erythematodes	21, 27
Wachstumshemmung	55
Zuckerkrankheit	54

LESE-EXEMPLAR

keine Handelsware